Shashi Kiran Misra
Himanshu Pandey
Sandip Patil

Nanofibras carregadas com tolnaftato para o tratamento da dermatofitose

Shashi Kiran Misra
Himanshu Pandey
Sandip Patil

Nanofibras carregadas com tolnaftato para o tratamento da dermatofitose

ScienciaScripts

Imprint

Any brand names and product names mentioned in this book are subject to trademark, brand or patent protection and are trademarks or registered trademarks of their respective holders. The use of brand names, product names, common names, trade names, product descriptions etc. even without a particular marking in this work is in no way to be construed to mean that such names may be regarded as unrestricted in respect of trademark and brand protection legislation and could thus be used by anyone.

Cover image: www.ingimage.com

This book is a translation from the original published under ISBN 978-620-2-07702-6.

Publisher:
Sciencia Scripts
is a trademark of
Dodo Books Indian Ocean Ltd. and OmniScriptum S.R.L publishing group

120 High Road, East Finchley, London, N2 9ED, United Kingdom
Str. Armeneasca 28/1, office 1, Chisinau MD-2012, Republic of Moldova, Europe
Printed at: see last page
ISBN: 978-620-7-95702-6

ÍNDICE DE CONTEÚDOS:

DEDICAÇÃO

Para a minha mãe

Que é a minha primeira lição, a minha força, coragem, dedicação e felicidade. Amo-te mãe.

Agradecimentos

Tenho o privilégio e o prazer de agradecer as contribuições de muitas pessoas que me acompanharam durante a redação deste livro e que me dotaram dos conhecimentos mais preciosos para o êxito do meu trabalho. A obra tem a marca de todas essas pessoas, a quem estou grato.

Do fundo do coração, gostaria de expressar os meus mais sinceros agradecimentos aos membros do pessoal não docente que trabalham nas bibliotecas e nos laboratórios do SHUATS, Allahabad; UIP, CSJMU e IIT Kanpur, pela ajuda incondicional na disponibilização de literatura e instalações laboratoriais.

Anupam Dixit, H.O.D. , Departmento de Botânica, Universidade de Allahabad, por conceder autorização de trabalho no seu laboratório, dando sugestões valiosas sobre a metodologia ex vitro da atividade antifúngica em dermatófitos,

Com os meus melhores cumprimentos e o meu mais profundo agradecimento aos meus sogros Smt. Kusum Misra e Dr. B.K. Misra pelo seu encorajamento e carinho para com o seu neto, que nunca foi menor do que eu, durante todo o meu período de investigação.

Este capítulo ficará incompleto se eu não mencionar os nomes dos meus reverendos pais. O Padre Er. S.D. Pandey, desde a minha memória até agora, agiu como um descobridor de caminhos para o meu progresso académico. A mãe Munni Devi abençoou-me incansavelmente com o seu carinho desde os meus estudos escolares até ao trabalho de investigação.

Por último, devo mais do que sou capaz de exprimir ao meu querido Saurabh Mirsa pela sua profunda inspiração e encorajamento, para além da sua incansável e sempre que necessária ajuda de cooperação. Sinto-me profundamente grata ao meu adorável filho, Mestre Sarthak, que benevolamente sacrificou o seu tempo para a investigação da sua mãe.

SHASHI KIRAN MISRA

CAPÍTULO 1

INTRODUÇÃO

1.1. ANTECEDENTES

A Índia é um país com uma grande diversidade de condições climatéricas e meteorológicas. O clima é geralmente quente, húmido e de tipo tropical. Este tipo de clima tende a favorecer o crescimento de microorganismos variáveis e de agentes patogénicos causadores de doenças **(Gendron *et al*, 2000)**. Cerca de 10% do financiamento anual para a investigação no domínio da saúde é gasto em problemas de saúde que representam 90% do peso global da doença. A infeção fúngica é uma dessas doenças habituais entre os indianos, tem sido muito ignorada e emergiu recentemente como uma ameaça crescente para a saúde humana **(Girhepunje *et al*, 2010)**. Os fungos criam a sua residência em áreas húmidas do corpo vivo. Muitos fungos que invadem a pele residem apenas na camada mais superficial do estrato córneo e não se infundem mais profundamente. Um dano severo perturba a barreira protetora da pele e torna o tecido subjacente vulnerável à invasão de dermatófitos. Os dermatófitos são um grupo de fungos estreitamente relacionados que têm a capacidade de infetar o tecido queratinizado (pele, cabelo e unhas) dos seres humanos e penas, chifres e cascos de outros animais **(Chmel *et al*, 1980)** para causar uma infeção, a dermatofitose, vulgarmente designada por micose, que é geralmente cutânea e restrita às camadas cornificadas não vivas devido à ineficiência dos fungos em penetrar nos tecidos ou órgãos mais profundos de hospedeiros imunocompetentes **(Descamps *et al*, 2002)**.

1.1.1 CLASSIFICAÇÃO ETIOLÓGICA E FACTORES

O micologista Raimond Sabouraud (1900) classificou os dermatófitos em quatro géneros *(Achorion, Epidermophyton, Microsporum e Trichophyton)* com base nos sintomas clínicos. Chester Emmons (1934) alterou a classificação taxonómica de Sabouraud e categorizou os dermatófitos como *Microsporum, Trichophyton e Epidermophyton* **(figura 1.1)** com base na morfologia dos esporos e órgãos acessórios, e caraterísticas bioquímicas **(Sabouraud *et al*, 1934)**. Estes dermatófitos só se propagam na camada superficial da epiderme (estrato córneo) e normalmente não penetram nos tecidos mais profundos, mas são estimulados por um ambiente local húmido e quente. Embora o complexo sistema imunitário e a temperatura interna do corpo humano protejam largamente das principais infecções fúngicas potencialmente fatais, existem os seguintes parâmetros que influenciam a gravidade da dermatofitose ...

a) Curso longo de antibióticos

b) Doentes que sofrem de SIDA, diabetes e cancro

c) Utilização excessiva de esteróides e nível elevado de açúcar

d) Excesso de peso

e) Infeção fúngica prévia

f) Sistema imunitário enfraquecido

g) Humidade

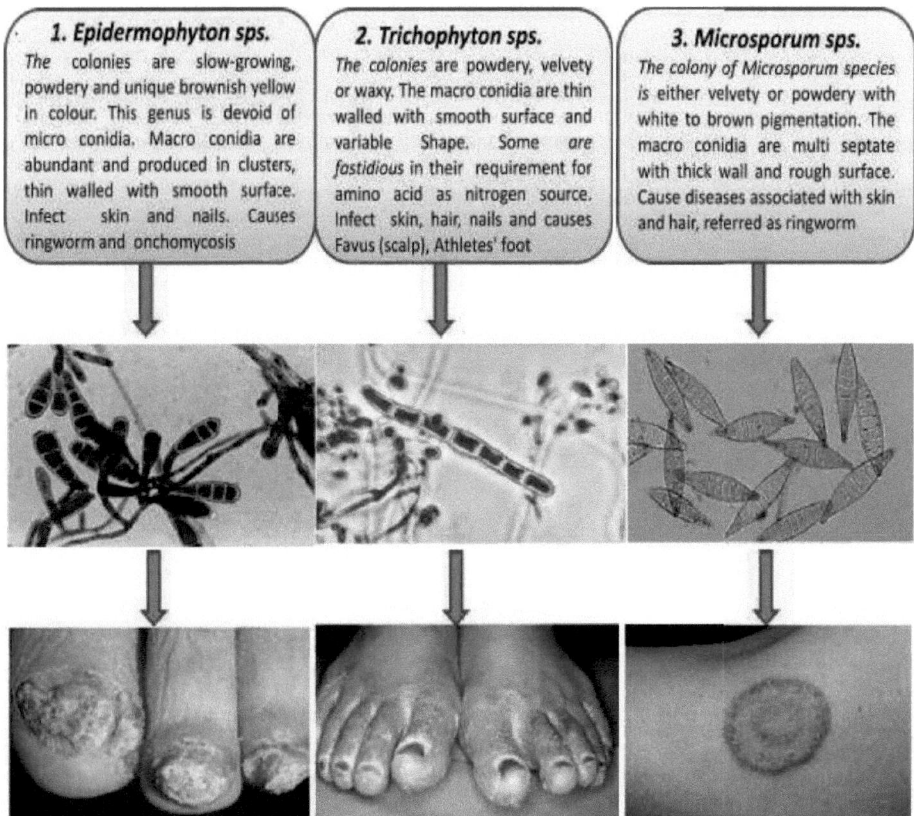

Figura 1.1. Classificação etiológica dos dermatófitos

1.1.2 ETIOLOGIA DAS DERMATOFITOSES

Duek *et al*, (2004) observaram que a aderência entre os esporos e o estrato córneo ocorreu após 12 h e que, às 24 h, a germinação tinha começado, seguindo-se, três dias depois, a penetração do micélio através da camada do estrato córneo. Foi demonstrado que os fungos dermatofíticos têm actividades queratinolíticas e outras actividades proteolíticas/lipolíticas **(Hellgren *et al*, 1981).** Verificou-se que os dermatófitos geram serina-proteases que estão envolvidas no catabolismo de proteínas extracelulares e sugeriu-se que a sua libertação desempenha um papel importante na invasão da pele **(figura 1.2).** A acetamida é hidrolisada por esta enzima e liberta acetato e amoníaco. O acetato é metabolizado em acetil-CoA pela acetil-CoA sintase, o que sugere que a alcalinização do ambiente está correlacionada com o metabolismo do acetato, concomitantemente com a secreção de amoníaco. Durante o crescimento de dermatófitos na queratina como fonte de carbono, o pH da pele muda de ácido para alcalino. Os dermatófitos respondem às alterações do pH ambiente ajustando a síntese do arsenal patogénico aos valores de pH em que pode funcionar eficazmente, por exemplo, as queratinases ácidas e alcalinas activas são segregadas em pH ácido e pH alcalino, respetivamente **(Monod *et al*, 2002).** A hidrólise da queratina pela serina protease é um aspeto crucial da patogénese fúngica, fornecendo uma fonte de nutrição na camada exterior da pele, que normalmente constitui um obstáculo para os agentes patogénicos e torna o pH da pele alcalino **(Descamps *et al*, 2002).**

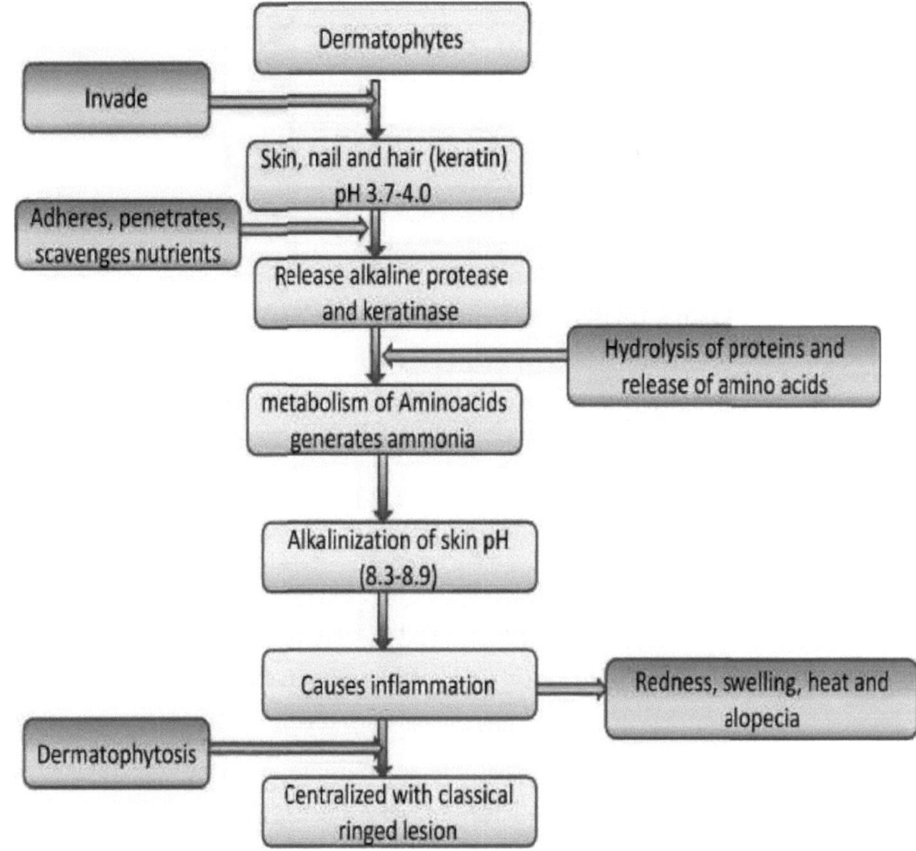

Figura 1.2. Ilustração esquemática da etiologia da dermatofitose

Os dermatófitos são transmitidos por contacto com o hospedeiro infetado ou por contacto direto ou indireto com a pele ou o cabelo infectados (aderidos à roupa, pentes, escovas de cabelo) **(Ajello *et al,* 1954).** Os dermatófitos geralmente envelhecem apenas em tecidos queratinizados como o cabelo, as unhas e a camada exterior da pele, o fungo controla a propagação onde associa células vivas ou áreas de inflamação **(Deepika *et al,* 2010).** Embora as membranas mucosas não sejam afectadas, as lesões desenvolvidas em seres vivos são definidas por áreas com graus variáveis de alopecia, descamação, crostas e eritema **(Theodore *et al,* 2008).** Raramente, os dermatófitos podem morrer no centro de uma lesão, deixando uma lesão circular juntamente com o recrescimento do pelo **(figura 1.3).**

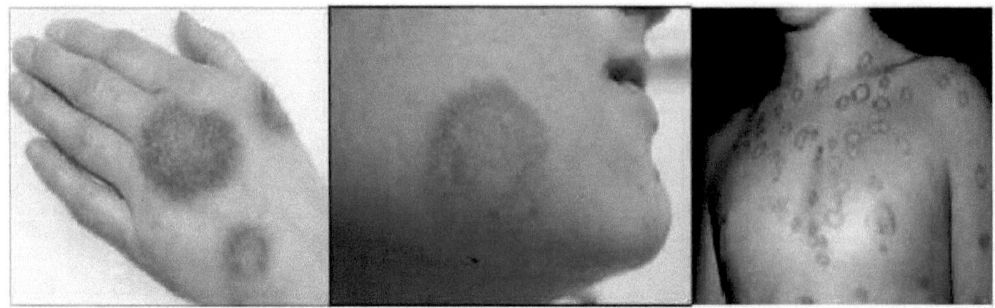

Figura 1.3 Sintomas clínicos da dermatofitose

1.1.3TRATAMENTO DAS DERMATOFITOSES

Os médicos prescrevem agentes antifúngicos tópicos como medicação de primeira escolha para tratar doenças dermatológicas causadas por infecções superficiais. No entanto, a maioria das formas de dosagem não consegue fornecer a concentração desejada de fármaco no local infetado e torna-se ineficaz. Contudo, com as novas formas de dosagem tópica (lipossomas, niosomas, etosomas e microesferas, etc.), tem sido dada grande atenção para garantir a localização máxima do fármaco na área afetada, a fim de aumentar o efeito local no local infetado **(Kumar *et al*, 2005)**. Para a erradicação completa da dermatofitose, estas formulações podem fornecer um composto antifúngico controlado no local infetado e encurtar o tempo de tratamento. Um dos principais inconvenientes das formulações é o seu tamanho maior e a sua camada rígida, que reduzem a sua capacidade de penetração na pele e as restringem apenas como reservatório localizado do fármaco **(figura 1.4)**. Além disso, devido aos seus fracos perfis de penetração cutânea, estes antifúngicos tópicos não são ideais para infecções fúngicas tópicas (no cabelo e na pele), em que estes antimicóticos tópicos proporcionam pouca cura após uma ou duas semanas de terapia.

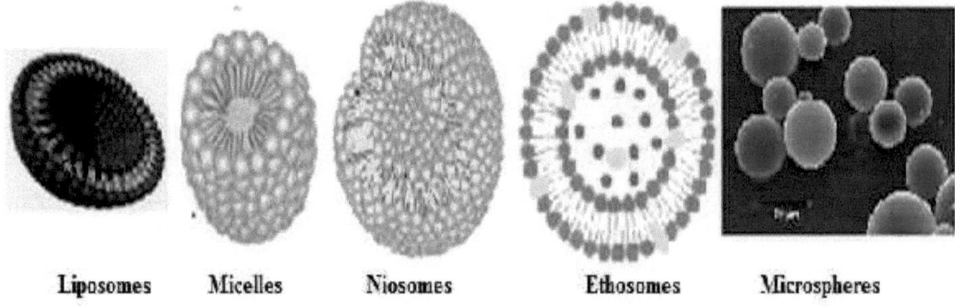

8

Figura 1.4 Abordagens recentes para a administração tópica de medicamentos para o tratamento da dermatofitose

1.2 NANOFIBRAS

A prática combinada de duas técnicas, ou seja, a electrospray e a fiação, é utilizada numa técnica altamente multifacetada chamada electrospinning, um processo simples e versátil que utiliza a força eletrostática para fabricar fibras porosas de 3 dimensões a partir de uma solução polimérica **(Dhivya *et al*, 2015)**. Esta técnica produz nanofibras finas com diâmetros que variam entre os micrómetros e os nanómetros, consistindo em formas aleatórias, paralelas ou multidimensionais **(Sill *et al*, 2008)**. As fibras electrospun de nanoengenharia (scaffolds), tendem a criar uma maior interconectividade, a caraterística de dimensão inerente de poros pequenos resulta numa elevada área de superfície para garantir uma entrega controlada de fármacos no local da infeção **(Rho *et al*, 2011)**. Ao imitar a matriz extracelular nativa, os suportes electrospun modulam física e quimicamente a adesão e a diferenciação das células **(Sun *et al*, 2011)**. Mantém as propriedades biocompatíveis e promove eficazmente a regeneração dos tecidos **(Khil *et al*, 2003, Camposeo *et al*, 2013)**. A capacidade de carregar numerosos compostos bioactivos na rede de nanofibras aumenta o seu potencial em pensos para feridas e engenharia de tecidos **(Xiao *et al*, 2010, Lin *et al*, 2012, Nagesh *et al*, 2014)**. Um atributo adicional de tal formulação é a sua natureza localizada da arena efetiva da droga que interage com o patógeno. Segue estritamente um confinamento e não permite que qualquer escalada do fármaco para as áreas circundantes crie qualquer interação do fármaco com o tecido saudável do hospedeiro. Os andaimes nanofibrosos são matrizes extracelulares artificiais que proporcionam um ambiente natural no local da infeção e tendem a melhorar a regeneração da pele. Em comparação com outras formas de dosagem tópica, os andaimes nanofibrosos proporcionam adesão, proliferação e diferenciação celular de forma eficiente devido à sua elevada área de superfície pronunciada **(Gupta *et al*, 2014)**.

1.2.1. PRINCÍPIO DA ELECTROSPINNING

A configuração clássica da electrofiação (E-Spin) consiste em três componentes básicos: a) uma fonte de alta tensão, b) uma fieira (uma seringa cheia com a solução de polímero) ligada à fonte de alta tensão e c) um coletor ligado à terra ou com carga oposta **(Hohman *et al*, 2001)**. Na maioria dos casos, é utilizada uma bomba de seringa para alimentar a solução de polímero a um ritmo constante. A solução polimérica ejectada (ou fundida) fica altamente electrificada com a aplicação de alta tensão (entre 5 e 40 kV), o que leva à criação de um jato eletricamente carregado que é puxado na direção do coletor **(Figura 1.5)**. Além disso, o solvente evapora-se (no caso dos polímeros fundidos, o jato solidifica), conduzindo à formação de nanofibras que são recolhidas no alvo como teias de fibras não onduladas.

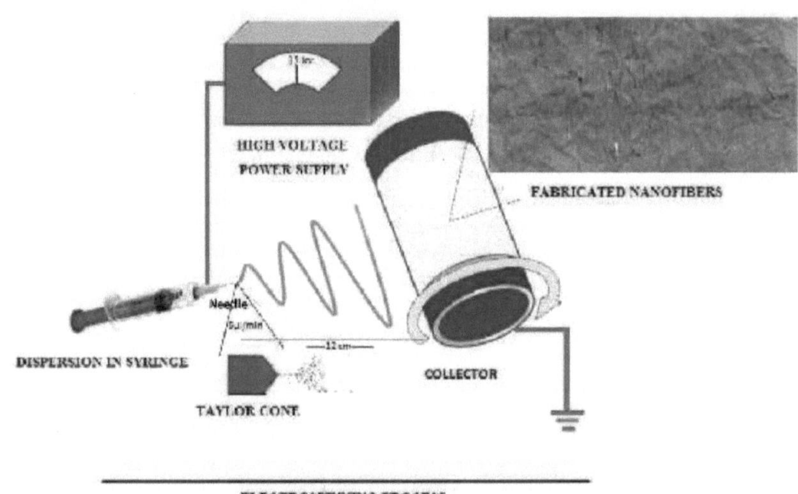

Figura 1.5 Instrumentação básica e princípio da electrospinning

Durante a electrospinning, é aplicado um campo elétrico a uma solução ou fusão de polímeros (que pode estar carregada com agentes bioactivos como antibióticos, factores de crescimento, ADN, fosfolípidos, organismos vivos ou combinações dos mesmos), que fica eletricamente carregada e forma um cone de Taylor **(Huang *et al*, 2003, Maretschek *et al*, 2008)**. Assim que as forças eléctricas aplicadas superam a tensão superficial de um polímero carregado, o jato é ejectado do cone de Taylor das gotas poliméricas e acelera em direção ao coletor sob a forma de fibras. A solução de polímero torna-se muito fina à medida que se move em direção ao coletor, o solvente evapora-se e as fibras são recolhidas **(Agarwal *et al*, 2008, Zhou *et al*,**

superficial elevada leva à instabilidade do jato, resultando na formação de gotículas e na formação de esferas e fibras com contas. Assim, uma tensão superficial baixa determina a produção de nanofibras contínuas e uniformes **(Fridrikh *et al,* 2003).**

9. A condutividade da solução depende do tipo de polímero e do solvente utilizado. Ao aumentar a condutividade, o diâmetro da fibra diminui e a baixa condutividade leva à formação de grânulos. Foi demonstrado que a adição de sais iónicos, como o cloreto de sódio e o di-hidrogenofosfato de sódio, aumenta a condutividade da solução de polímero.

10. Para evaporar o solvente das nanofibras, é necessária uma distância mínima entre os eléctrodos, o que também afecta a morfologia das nanofibras. Foi relatado que as fibras planas foram produzidas a partir de polímero tipo seda com uma distância mais próxima dos eléctrodos. Também foi demonstrado que, quando uma solução de polímero se encontra em solventes orgânicos altamente voláteis, necessita de uma distância menor do que as soluções aquosas de polímero. Tanto a tensão como a distância desempenharam um papel na morfologia das fibras, bem como o rácio entre a tensão e a distância. A Figura 1.6 resume os parâmetros que regem a formação de nanofibras. É de salientar que, ajustando estes parâmetros, podem ser produzidas nanofibras de tamanho e forma para várias aplicações.

1.2.3 Vantagens das nanofibras electrospunned

Além disso, as nanofibras apresentam as seguintes vantagens **(Rabecca et al, 2011)**

1. É necessária uma configuração de electrospinning relativamente simples. A nanofibra nanoescalonada fornece naturalmente uma elevada área de superfície para o rácio de volume, o que a torna muito atraente em aplicações versáteis.

2. A electrospinning tem sido utilizada para produzir nanofibras de todas as principais classes de materiais, predominantemente nanofibras poliméricas, cerâmicas e metálicas.

3. A funcionalização das nanofibras electrospun pode ser conseguida através da simples mistura de uma solução de polímero antes da fiação, da funcionalização da superfície após a fiação ou da utilização de uma configuração de electrospinning core-shell.

4. A mistura de polímeros e a sua combinação com outros materiais são muito utilizadas no processo de electrospinning.

5. As nanofibras electrospunned podem ser recolhidas sobre superfícies como o metal e o vidro.

6. As instalações de electrofiação para a produção em massa de nanofibras estão também disponíveis comercialmente para a construção de membranas de filtragem de ar, máscaras faciais, membranas de filtragem de água, placas de cultura de células e pensos para tratamento de feridas, implantes médicos e biossensores.

1.2.4 Aplicações biomédicas e farmacêuticas de nanofibras electrospun

A electrospinning gera esteiras porosas 3D não tecidas interligadas com elevada porosidade e elevada área de superfície, que podem imitar a estrutura da matriz extracelular e, por conseguinte, tornam-se um excelente candidato para utilização na engenharia de tecidos (**Khil** *et al,* **2003**), cartilagem (**Fertala** *et al,* **2001, Li** *et al,* **2003**), ossos (**Yoshimoto** *et al,* **2003**), vasos sanguíneos arteriais (**Nagapudi** *et al,* **2002**), coração (**Zong** *et al,* **2003**), nervos (**Yang** *et al,* **2004**), libertação controlada de fármacos (**Zeng** *et al,* **2003**), etc. Os requisitos para um material a utilizar para fins de engenharia de tecidos são a biocompatibilidade e a biodegradabilidade, uma vez que devem degradar-se com o tempo e ser substituídos por novos tecidos regenerados **(figura 1.6).**

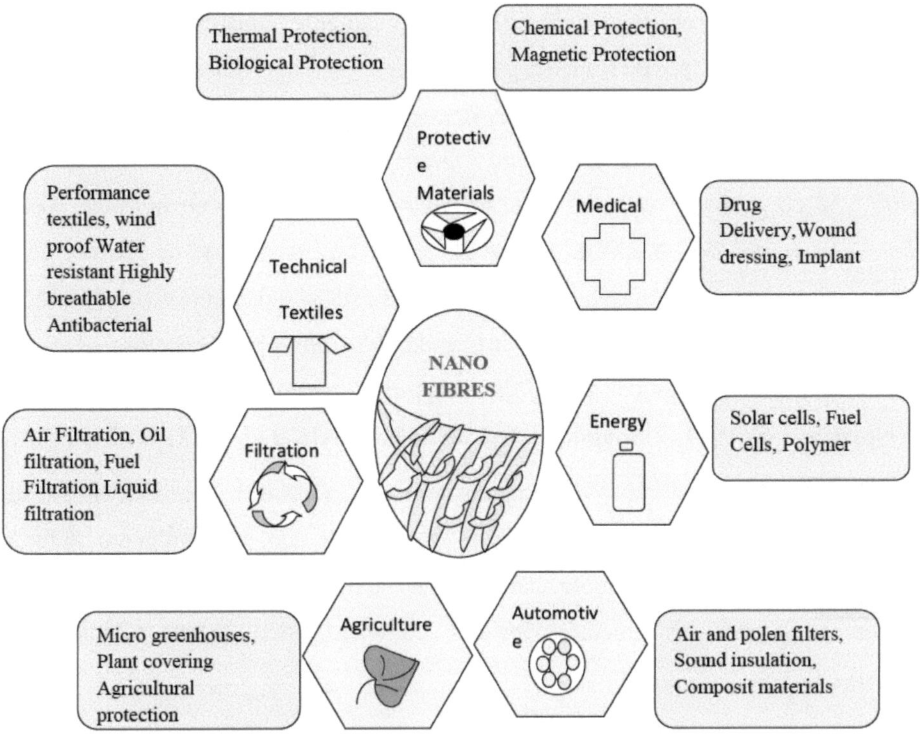

Fig 1.6 Aplicações biomédicas das nanofibras

1.3 Medicamento Tolnaftato

Em 1963, Noguchi e colaboradores apresentaram uma série de naftiomatos com atividade antifúngica, dos quais o TOL (O-2-Naftil m, N-dimetiltiocarbanilato) foi considerado o composto mais promissor. O TOL actua inibindo seletivamente a esqualeno epoxidase, o que resulta na acumulação de esqualeno e na deficiência de ergosterol nas paredes celulares dos fungos **(figura 1.7).**

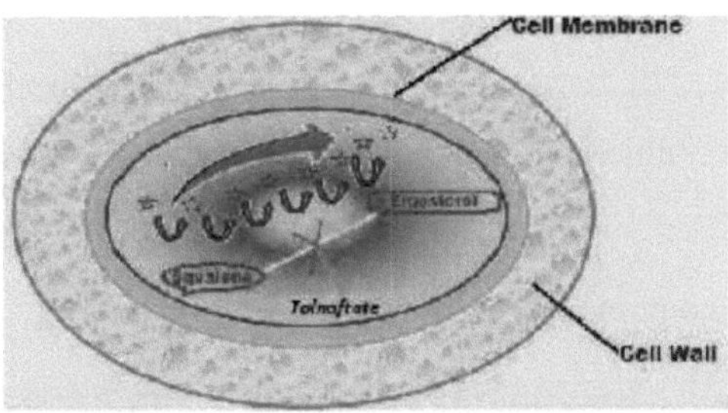

Figura 1.7 Mecanismo de ação do antifúngico tolnaftato

Está disponível sem receita médica, utilizado topicamente numa concentração de 1% em cremes, aerossóis, pós ou soluções para tratar micoses superficiais da pele, causadas por fungos como o *Trichophyton rubrum, Trichophyton mentagrophytes, Trichophyton tonsurans, Epidermophyton floccosum, Trichophyton schoenleinii, Microsporum canis, Microsporum audouinii, Microsporum gypseum, Microsporum furfur, Microsporum japonica*. A taxa de cura da Tinea pedis (pé de atleta) é de cerca de 80%. No entanto, o TOL não é eficaz e não deve ser utilizado isoladamente contra infecções do cabelo e das unhas, além de não afetar *Candida albicans, Cryptococcus neoformans* e a maioria das estirpes de *Aspergillus fumigatus,* bactérias, protozoários e vírus **(Weinstein *et al,* 1964, Yamaguchi *et al,* 2001, Kuzetyte *et al,* 2011)**

Descrição: O tolnaftato antifúngico tópico (2-Naftil N-metil-N-(3-tolil) tionocarbamato, **figura 1.8)** é um pó sólido cristalino branco, com um ponto de fusão de 109° C -112 °C e um peso molecular de 307,41. Para o tratamento da dermatofitose, são comercializados vários medicamentos de uso tópico, como o Aftate, o Tinactin e o Lamisil AF.

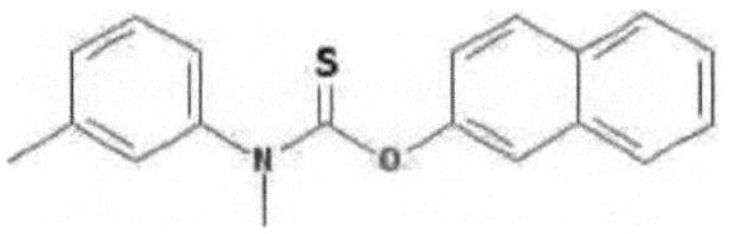

Figura 1.8 Estrutura química do tolnaftato

Farmacocinética: O tolnaftato é um antifúngico que inibe o crescimento de dermatófitos, por exemplo, Epidermophyton, Microsporum, Trichophyton spp e Malassezia furfur, distorcendo as hifas e impedindo o crescimento micelial. Não é ativo contra Candida spp ou bactérias.

Mecanismo de ação: O tolnaftato é um fungicida tópico. Impede a biossíntese do ergosterol através da inibição da esqualeno epoxidase. Também foi relatado que distorce as hifas e reduz o crescimento micelial em organismos susceptíveis.

Utilizações: antifúngico para infecções cutâneas.

Perigo para a saúde: Irritação, prurido e hipersensibilidade podem ser observados em pessoas susceptíveis.

I. 4 Copolímeros de polimetacrilato (Eudragit RL100/ Eudragit RS100)

Os polímeros Eudragit RS e RL 100 foram selecionados como suporte para o fabrico de nanofibras devido à sua boa estabilidade, biocompatibilidade e boa aderência à pele devido à excelente propriedade de inchaço e à presença de carga superficial. Estas cargas podem facilitar um tempo de permanência prolongado e a adesão ao local visado **(Haznedar *et al*, 2004)**. A sua combinação personaliza a libertação do fármaco e, além disso, a presença de um composto de amónio quaternário impede ainda mais a recorrência da infeção microbiana. Do ponto de vista químico, trata-se de copolímeros de poli (etilacrilato, metacrilato de metilo e metacrilato de clorotrimetil-amónio-etilo).

Descrição: Eudragit RL 100 / Eudragit RS 100 são grânulos incolores, claros a turvos, com um ligeiro odor a amina, constituídos por copolímeros de acrilato de etilo, metacrilato de metilo e grupos de amónio quaternário **(figura 1.9)**. Os grupos de amónio presentes e o seu sal tornam os polímeros permeáveis. A permeabilidade dos polímeros depende da proporção de grupos etilacrilato (EA), metacrilato de metilo (MMA) e cloreto de metacrilato de trimetilamónio etilo (TAMC1) no polímero. Os polímeros com rácios EA:MMA:TAMC1 de 1:2:0,2 (Eudragit RL) são mais permeáveis do que aqueles com rácios de 1:2:0,1 (Eudragit RS). São de natureza catiónica com

II. 96% dos grupos de amónio quarternário (USP/NF). São resinas poliméricas inertes, insolúveis a um pH fisiológico e com propriedades de dilatação. O peso molecular médio é de aproximadamente 32.000.

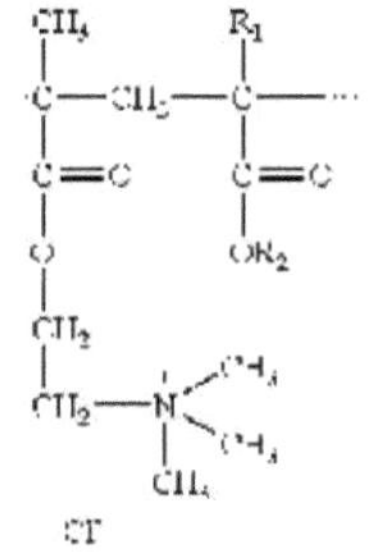

Figura 1.9 Estrutura química do Eudragit RL 100/ Eudragit RS 100

Solubilidade

1 g de EuRLIOO ou EuRSSlOO é solúvel em 7 g de metanol aquoso, etanol, álcool isopropílico, acetona, acetato de etilo e cloreto de metileno, dando origem a soluções límpidas a turvas. São praticamente insolúveis em éter de petróleo, em hidróxido de sódio e em água.

Descrição dos trabalhos

Pela primeira vez, fabricámos nanofibras/scaffolds embebidas em tolnaftato antifúngico tópico derivado de tiocarbamato para eliminar completamente o dermatófito no local da infeção. Neste sentido, foram selecionadas combinações variáveis de graus biocompatíveis de Eudragit (ERL100 e ERS100) para proporcionar uma melhor adesão no local da dermatofitose, uma ampla absorção de exsudados durante o tratamento e uma libertação controlada e personalizada do fármaco. A análise da topografia da superfície indicou que as nanofibras fabricadas eram regulares e sem defeitos, compreendendo bolsas distintas com diâmetros nanométricos. Foram efectuados estudos de caraterização e compatibilidade do tolnaftato, dos polímeros e das respectivas nanofibras através de ATR-FTIR, TGA e PXRD. Obteve-se uma hidrofilicidade notável e um excelente índice de inchamento a partir de uma relação 3:1 de nanofibras ERL100/ERS100 electrospun D3, que é uma referência essencial para o fabrico de estruturas nanofibrosas para aliviar a dermatofitose. A investigação da libertação de fármacos in vitro revelou que uma nano malha não tecida de nanofibras podia controlar a taxa de libertação de fármacos durante 8 h. Um ensaio de microdiluição revelou a inibição de mais de 95% de células viáveis de Trichophyton rubrum durante 96 h. No entanto, as espécies de Microsporum restringiram rigidamente o efeito das nanofibras antifúngicas bioactivas e, por conseguinte, mostraram resistência. A atividade in vivo em ratos albinos suíços infectados com Trichophyton rubrum revelou uma inibição completa dos agentes patogénicos fúngicos em aplicações sucessivas de nanofibras D3 durante 7 dias. Esta investigação sugere potenciais utilizações de nanofibras de poliacrilato carregadas com tolnaftato como materiais de penso/camadas para o tratamento eficaz da dermatofitose.

CAPÍTULO 2

MATERIAIS

O tolnaftato foi recebido da Belco Pharma, Haryana, Índia. Os polímeros biocompatíveis Eudragit RL100 (ERL100) e Eudragit RS 100 (ERS100) com peso molecular de 150.000 Da foram adquiridos como amostras de oferta da Evonik (Rohm Pharma, Darmstadt, Alemanha). As estirpes de dermatófitos, ou seja, M. fulvum (MTCC 2839), M. canis (2820), T. rubrum (MTCC 7859) e M. gypseum (2855), foram adquiridas na Microbial Type Culture Collection (MTCC), Chandigarh, Índia. O polietilenoglicol (PEG 400), o RPMI 1640 (Roswell Park Memorial Institute Medium) e o MOPS (ácido morfolino-propano-sulfónico) foram adquiridos à Sigma-Aldrich Chemicals Pvt. Ltd., Nova Deli, Índia. O metanol (MeOH), a *NN* dimetilacetamida (DMAc) e o dimetilsulfóxido (DMSO) eram de qualidade analítica e foram adquiridos à Merck, Índia.

Experimental

2.1 Estudos preliminares para a otimização da solução polimérica de ERL100/ERS100

Inicialmente, 5% p/v da mistura de ERL100/ERS100 (1:1) foi dissolvida numa mistura de solventes de metanol: DMAc (4:1) agitada magneticamente num recipiente fechado à temperatura ambiente até se formar uma solução homogénea. Foi adicionado PEG 400 a 1% p/v para melhorar as propriedades físico-químicas, para proporcionar um fabrico estável do andaime nanofibroso em virtude do modificador de superfície e evitar a agregação interparticular das nanoplaquetas dispersas na solução polimérica. Também proporcionaria flexibilidade e resistência mecânica suficientes às fibras fabricadas. A solução homogénea foi colocada numa seringa de plástico de 10 ml com 15 mm de diâmetro, equipada com uma agulha afiada. O ar foi retirado manualmente da agulha, empurrando a solução de polímero através da seringa até emergir na extremidade da agulha. A seringa foi colocada numa bomba de seringa e a agulha foi ligada a uma fonte de alta tensão. O caudal de 5 pl/ min foi modulado utilizando uma bomba de seringa. A agulha foi ligada a uma fonte de alimentação positiva de 15 kV

(Gamma High Voltage Research, Inc.) e dirigida a um coletor de latão circular de 80 mm de diâmetro, ligado à terra, a uma distância de 12 cm à temperatura ambiente e 37% de humidade relativa **(Karthikeyana *et al,* 2012, Lin *et al,* 2012).**

As gotículas de polímero foram recolhidas no coletor, que foram analisadas através de FESEM (FESEM quanta 200, Zeiss, Alemanha). Foram obtidos os mesmos resultados quando 10% p/v e 15% p/v de uma mistura igual de solução polimérica ERL100/ERS100 foram submetidos a electrospun no mesmo solvente MeOH: DMAc4:l.

2.2 Determinação da viscosidade

A viscosidade é uma propriedade reológica importante a avaliar na capacidade da solução polimérica para o fabrico de nanofibras, uma vez que tem um impacto significativo na capacidade de a solução ser ou não electrospun. No caso de uma solução polimérica menos viscosa, a tensão superficial é o fator dominante, resultando na formação de fibras em forma de pérolas. Se a solução polimérica for de viscosidade adequada, podem ser obtidas fibras contínuas.

O viscosímetro de Brookfield (DV-II+ Pro) foi utilizado para determinar a viscosidade da mistura polimérica ERL100/ ERS100 (figura 3.2). O eixo S 63 foi cuidadosamente imerso na solução polimérica para evitar o contacto com os lados do recipiente. A viscosidade de 5%, 10%, 15% e 20% p/v de ERL100/ ERS100 (1:3, 1:1 e 3:1) foi dissolvida, respetivamente, numa mistura de solventes (MeOH: DMAc 3:2), uma vez que se verificou que eram completamente solúveis nestes solventes.

2.3 Otimização da solução polimérica ERL100/ ERS100

Foi selecionada uma mistura polimérica de 20 %w/v de ERL 100/ ERS 100 para o fabrico de nanofibras. E dissolvida numa mistura de solvente MeOH: DMAc (4:1). Os tapetes de eudragit electrospun foram quimicamente reticulados para estabilizar as suas estruturas em ambientes de mistura de MeOH: DMAc. O DMAc na solução favorece a formação de um cone de Taylor estável e evita a formação de gel na superfície do jato, impedindo eficazmente o entupimento da fieira. O plastificante PEG 400 foi adicionado para proporcionar flexibilidade e resistência mecânica suficientes às fibras, que também actuou como modificador de superfície e mantém um potencial zeta ótimo para a estabilidade das nanofibras **(Qian *et al,* 2014, Auda *et al,* 2010).**

2.4 Fabrico de nanofibras poliméricas de poliacrilato carregadas com tolnaftato

Inicialmente, foram misturados 20% p/v de polímeros ERL100/ERS100 de diferentes proporções (1:3, 1:1 e 3:1) numa composição 3:2 de solventes metanol e N, N dimetilacetamida para produzir uma solução homogénea. O tolnaftato, 1% p/v, foi adicionado a cada solução polimérica formada e agitado magneticamente à temperatura ambiente. Posteriormente, a dispersão polimérica não agregada carregada com o fármaco foi colocada numa seringa de plástico de 10 ml com um diâmetro de 15 mm e uma agulha afiada, e sujeita a electrofiação (E-Spin, Nanotech IIT, Kanpur, Índia). Para o processo de electrofiação, foi definido um caudal de 5 pl/min, uma fonte de alimentação positiva de 15 kV e uma distância de 12 cm do coletor de latão. Os parâmetros ambientais de temperatura e humidade foram mantidos a 28°C-30°C e 60-65%, respetivamente. Com a aplicação da tensão, a geração de força eléctrica levou à formação do cone de Taylor pendente na ponta da agulha; que foi retido no coletor de latão sob a forma de nanofibras numa fração de segundos **(Garg *et al.* 2011, Zargham *et al.* 2012, Reneker *et al.* 2008).** As nanofibras fabricadas foram mantidas em dessecadores para estudos posteriores.

2.5 Morfologia da superfície

A microscopia eletrónica de varrimento por emissão de campo (FESEM quanta 200, Zeiss, Oberkochen, Alemanha) foi utilizada para estudar a morfologia da superfície das nanofibras fabricadas. Antes do exame, as amostras foram revestidas com ouro por pulverização catódica (aproximadamente 20 nm) sob árgon para as tornar condutoras de eletricidade. As nanofibras revestidas a ouro foram colocadas na câmara do microscópio, à qual foi aplicado um vácuo elevado, e as imagens foram obtidas com uma tensão de excitação de 15 KV. O diâmetro médio e os desvios-padrão foram determinados a partir de 50 fibras aleatórias de três imagens FESEM. A inserção das imagens FESEM demonstrou as caraterísticas hidrofílicas/hidrofóbicas das nanofibras fabricadas, que devem influenciar a adesão inicial na pele infetada e a sua proliferação em maior grau [Huang et al. 2010]. Para a determinação da hidrofilicidade, os ângulos de contacto da água estáticos das nanofibras foram medidos num andaime nanofibroso de 5 cm^2 através de um método de gota séssil utilizando um goniómetro de ângulo de contacto (Rame Hart Inc., Succasunna, EUA) equipado com captura de vídeo à temperatura ambiente. Uma quantidade de 30 pl de água desionizada foi largada em cinco nanofibras electrospun secas diferentes com uma micro-seringa numa atmosfera de vapor de água saturado, tendo sido estimados os seus valores médios e desvios padrão.

2.6 Caracterização

Foi utilizado um espetrómetro de infravermelhos com transformada de Fourier de reflectância total atenuada (ATR-FTIR Brukeroptick Gmbh, Ettlingen, Alemanha), constituído por um detetor DLaTGS (Leonardo MW Ltd., Southampton, Hampshire, Reino Unido) com um cristal de elemento de reflexão interna de germânio (IRE), numa gama de 3500 cm^{-1} 500 cm^{-1} , para identificar os grupos funcionais presentes na mistura de polímeros, tolnaftato e respectivas nanofibras. A análise termogravimétrica (TGA) foi realizada com um Perkin Elmer TGA-DTA (série Diamond) a uma taxa de aquecimento de 50° C-600° C, e as alterações de massa, bem como a quantidade de material residual, após o aquecimento foram analisadas. A identificação da natureza cristalina e amorfa do fármaco e dos polímeros através da análise de difração de raios X (X' Pert PRO, PAN analytical, Almelo, Países Baixos) foi realizada utilizando radiação Cu Kα na gama 2θ de 10°-60° a 40 mV e 300 mA.

2.7 Índice de inchamento e libertação de fármacos in vitro

O índice de inchamento das nanofibras é considerado uma ferramenta importante para a estimativa do comportamento de libertação de fármacos a partir das mesmas. O comportamento de inchaço dos tapetes de fibra foi realizado num tampão de fosfato com um pH de 6,8 através do método gravimétrico **(Siddiqui *et al.* 2017, Choi *et al.* 2010, Pakshir *et al.* 2009).** O índice de inchaço percentual foi calculado determinando a razão entre o peso da água aderida nas nanofibras e o peso das nanofibras secas. Para a determinação da libertação do fármaco, foi efectuada uma diálise utilizando uma membrana de diálise com um tamanho de poro de 2,4 nm. Exatamente 1 mg de tolnaftato equivalente às nanofibras individuais foram mantidos em 200 ml do meio de libertação (tampão fosfato pH: 6,8) e agitados a 100 rpm para evitar a formação de uma camada estagnada na interface da solução a granel e externa. As alíquotas foram retiradas de cada meio após cada 30 minutos e substituídas pelo mesmo meio de dissolução fresco, mantendo a condição de afundamento. O fármaco libertado através das nanofibras nas alíquotas retiradas foi quantificado através de um espetrofotómetro de UV a um Xmax de 258 nm. O ensaio de libertação do fármaco foi realizado em triplicado e os valores médios foram obtidos utilizando uma equação de linha reta.

2.8. Ensaio antifúngico in vitro

O ensaio de microdiluição em caldo para a atividade antifúngica tópica das nanofibras D3 electrospun foi realizado em quatro dermatófitos virulentos de acordo com as diretrizes do Clinical and Laboratory Standards Institute (CLSI) durante 96 h [Choi et al 2010]. A atividade antifúngica in vitro ou a % de inibição do crescimento foi determinada em estirpes padrão da Microbial Type Culture Collection (MTCC): *M. fulvum* (MTCC 2839), *M. canis* (MTCC 2820), *T. rubrum* (MTCC 7859) e *M. gypseum* (MTCC 2855) pelo método de microdiluição em caldo do CLSI. Durante a noite, as diferentes estirpes de fungos cultivadas foram suspensas em RPMI-1640 (Sigma Chemical Co, St. Louis, MO, EUA) suplementado com L-glutamina e 2% de glucose tamponada a pH 7 com 0,165 mol/L de ácido morfolino-propano sulfónico (MOPS) para produzir $1\text{-}10^5$ CFU/ml numa placa de microtitulação de 96 poços de fundo plano **(Padhan *et al.* 2014).**

2.9. Estudo in vivo em animais

Para o estudo in vivo, o protocolo experimental foi aprovado pelo comité de ética animal, Governo da Índia (BU/Pharm/IAEC/15/01), e foram utilizados ratos albinos suíços machos com quatro semanas de idade (peso médio: 20 g-25 g) para o tratamento da dermatofitose. A superfície dorsal de cada ratinho foi desinfectada com etanol (70%) e depilada com um creme normal de depilação um dia antes da infeção. A suspensão conidial do dermatófito T. rubrum foi preparada conforme relatado anteriormente (**Ameri** *et al.* **2013, Tiaan** *et al.* **2013**) e inoculada na superfície dorsal dos ratos e deixada para o crescimento da infeção. A eficiência in vivo do tolnaftato e das nanofibras D3 carregadas com tolnaftato foi comparada após o tratamento de aplicação contínua durante sete dias.

CAPÍTULO 3

RESULTADOS E DISCUSSÃO

3. Resultados e discussão

3.1 Estudos preliminares para a otimização da solução polimérica ERL100/ERS100 para o fabrico de nanofibras

A partir da **figura 3.1**, ficou claro que 5%, 10% e 15% de mistura p/v de ERL100/ERS100 na mistura de solventes metanol: DMAc (4:1) não foram capazes de fabricar nanofibras, o que deve ser atribuído à sua viscosidade insuficiente e elevada tensão superficial.

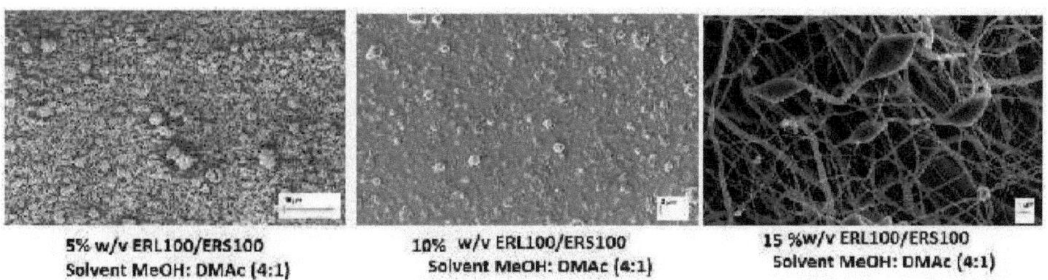

Figura 3.1 Imagens FESEM de soluções poliméricas de erl100/ers100 a 5%, 10% e 15% que revelam a incapacidade de fabricar nanofibras

As suas imagens FESEM revelaram a deposição de gotículas poliméricas na superfície do coletor, que eram de tamanho nanométrico. As suas interferências foram também compiladas na **tabela 3.1**.

Tabela 3.1 Otimização da solução polimérica ERL100/ERS100 e composição dos solventes para o fabrico de nanofibras

Percentage of ERL100/ERS100	Solvent ratio	Result	Discussion
5%	Methanol: DMAc (4:1)	Droplets were deposited	Due to low viscosity of polymer and high degree of solvent evaporation, droplets were formed
10%	Methanol: DMAc (4:1)	Droplets were deposited	Size of droplets were found to be smaller due to reduction in surface tension of polymeric solution
15%	Methanol:DMAc (4:1)	Rough irregular and beaded nanofibers were fabricated	Polymeric solution was unable to fabricate defect free nanofibers, needed to increase polymeric concentration.

3.2 Otimização da percentagem de ERL100/ ERS100 e da mistura de solventes para o fabrico de nanofibras

A mistura de 20% p/v de ERL100/ERS100 foi selecionada para o fabrico de nanofibras, uma vez que foi capaz de produzir nanofibras desejáveis através de electrospinning sem o aparecimento de grânulos, devido à viscosidade suficiente e à tensão superficial óptima da solução polimérica **(figura 3.2)**. Embora se tenha verificado que a fieira (ponta da seringa) estava entupida quando se utilizou a mistura de solventes MeOH: DMAc a 4:1, também se observaram alguns grânulos devido à elevada volatilidade do metanol, pelo que a composição do solvente foi alterada para MeOH: DMAc (3:2).

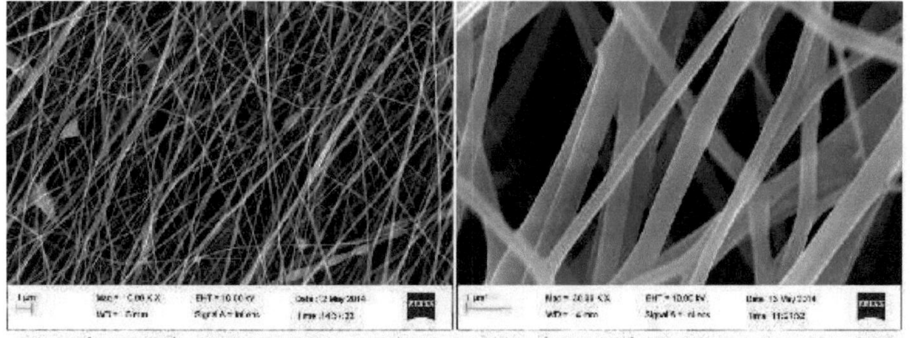

Figura 3.2 Imagens FESEM da solução polimérica ERL100/ERS100 a 20 % p/v em composição variável de solvente MeOH: DMAc

3.3 Determinação da viscosidade

A viscosidade é grandemente afetada pelo peso molecular do polímero, pela concentração da solução, pela composição dos solventes utilizados e pela temperatura da mistura **(Haider et al, 2013; Pillay et al, 2013).** A viscosidade de 50 ml de solução polimérica ERL100/ERS100 (5%, 10%, 15% e 20%) em diferentes proporções (1:3, 1:1 e 3:1) foi medida através do viscosímetro de campo Brook (DV-II+ Pro) com fuso S 63. Verificou-se que, à medida que a concentração da mistura de polímeros aumentava, a viscosidade também aumentava. O ERL100/ERS100 (1:3) apresentou a viscosidade mais baixa, uma vez que contém uma quantidade mais elevada de ERS100 e vice-versa, o que deve ser atribuído à natureza dos diferentes graus de Eudragit. A **Figura 3.3** representa o resultado comparativo da viscosidade obtida. A viscosidade mais baixa da solução polimérica indicou o predomínio da tensão superficial, das gotículas resultantes e das nanofibras de pérolas obtidas. Com o aumento da concentração polimérica até 20% p/v, a viscosidade desejada é favorável ao fabrico de nanofibras de diâmetro regular e mais uniforme sem o aparecimento de grânulos.

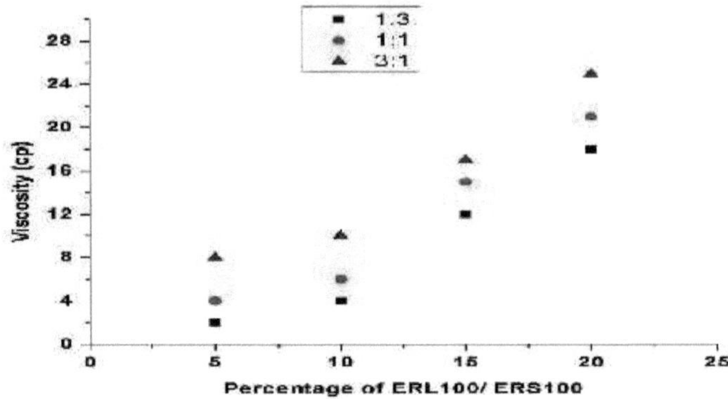

Figura 3.3 Viscosidade comparativa de diferentes concentrações da solução ERL100/ERS100

3.4. Fabrico de poliacrilatenanofibras carregadas com tolnaftato

As nanofibras de poliacrilato carregadas com fármaco DI, D2 e D3 foram fabricadas com êxito através da técnica de electrospinning (E-Spin, Nanotech, IIT, Kanpur, Índia) com parâmetros de processo controlados predefinidos, ou seja, caudal, tensão aplicada e distância da ponta da seringa ao coletor.

3.5 Morfologia da superfície

Todas as nanofibras, DI, D2 e D3, foram consideradas regulares e não frisadas, com morfologia não tecida. Os diâmetros médios das nanofibras DI, D2 e D3 foram estimados através do software Image J e registaram 462,7 nm ±

40.5 nm, 302,6 nm ± 50,43 nm e 402,3 nm ± 65 nm, respetivamente. As nanofibras D2 mostraram que um diâmetro mais pequeno deve ser atribuído a uma concentração igual de ambos os polímeros e possuíam uma rede uniforme, o que é uma referência desejável para a cicatrização de feridas. Um aumento do diâmetro das nanofibras DI implicou a presença de uma concentração elevada de ERS100, que impede a evaporação completa dos solventes da sua superfície devido à sua elevada viscosidade relativa. As nanofibras DI, D2 e D3 apresentaram ângulos de contacto médios de 62,1°± 8,9°, 40° ± 6,3° e 51,5° ± 7,5°, respetivamente, conforme representado na **Figura 3.4.**

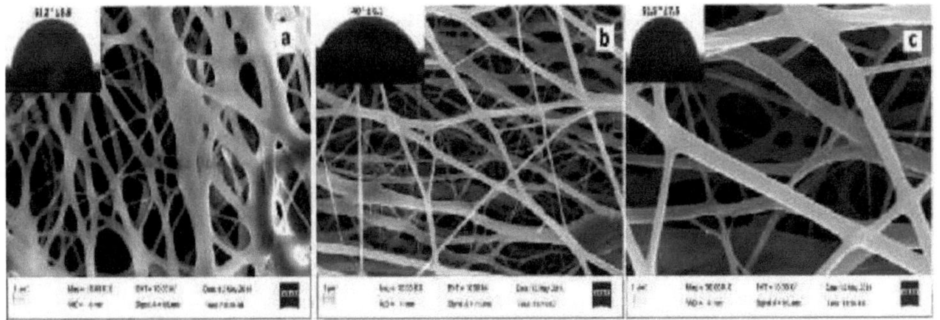

Figura 3.4 Imagens FESEM ilustrando a topografia da superfície de nanofibras DI fabricadas compostas por ERL100/ERS100:1:3 **(a)**; nanofibras D2 de ERL100/ERS100:   1:1 (b) e nanofibras D3 preparadas a partir de ERL100/ERS100: 3:1 **(c).**

Um ângulo de contacto comparativamente baixo das nanofibras D2 demonstrou a sua maior hidrofilicidade, atribuída à sua morfologia nanoscópica, que oferece uma enorme área de superfície para molhar a superfície da nanofibra. Foi também demonstrado que o comportamento hidrofílico da estrutura nanofibrosa foi influenciado pelo diâmetro das nanofibras.

3.6 Caracterizações

A análise vibracional do tolnaftato sugere o modo de estiramento C=C a 1680 cm-1 no anel fenil e naftaleno (responsável pela sua bioatividade como fungicida). O modo de estiramento C-H assimétrico é esperado a cerca de 3095 cm^{-1} , e o estiramento simétrico é esperado a 2875 cm^{-1} . A vibração de estiramento C-N-C foi observada como uma banda muito forte a 1500 cm^{-1} . O tolnaftato é constituído por um anel fenil meta dissubstituído a 1260 cm^{-1} e o modo de estiramento C=S era esperado a 1205 cm^{-1} **(Figura 3.5).** Além disso, o pico C-N-C do tolnaftato surge a 1470 cm^{-1} , o pico de estiramento C=S surge a 1964 cm^{-1} e o estiramento C-H surge a 2927 cm^{-1} . A presença do grupo de amónio quaternário de ambos os polímeros (ERL100/ERS100) foi demonstrada por um pico proeminente a 3050 cm^{-11} nos espectros de IV das nanofibras carregadas com tolnaftato e da combinação de polímeros ERL100/ERS100. Um pico -COO- nos espectros da mistura de dois polímeros foi encontrado a 1728 cm^{-1} , e o estiramento C-H foi encontrado a 2926 cm^{-1}. Adicionalmente, picos fortes a 1280 cm^{-1} e 1090 cm^{-1} confirmaram o estiramento OH e C-O-H doPEG 400.

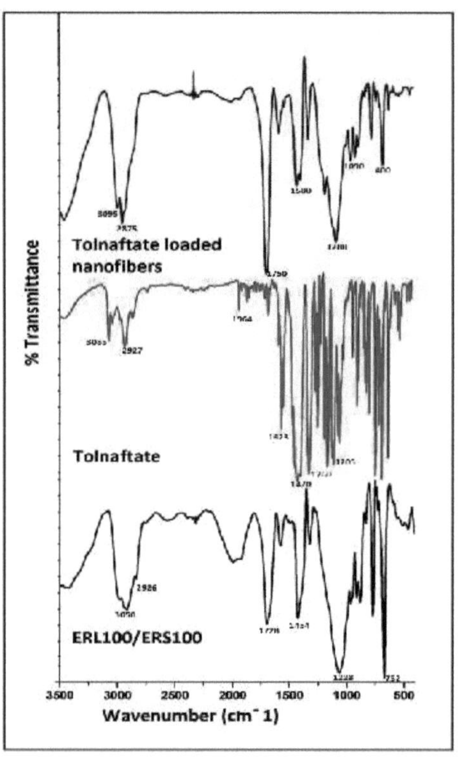

Figura 3.5 ATR-FTIR comparativo representando picos específicos de grupos funcionais presentes na mistura de ERL100/ERS100, tolnaftato e nanofibras carregadas com tolnaftato.

A curva TGA do tolnaftato demonstrou que uma perda de peso significativa a 110° C pode ser o ponto de fusão do fármaco. Mais uma vez, a 340° C, ocorreu uma degradação do peso, atribuída à decomposição da sua porção fenil meta-dissubstituída. No entanto, o gráfico TGA de ambos os polímeros revela que foram decompostos a 350° C, e as nanofibras fabricadas revelaram-se termicamente estáveis até 450° C, como se pode observar na **figura 3.6 a.** O difractograma de raios X do tolnaftato revelou a presença de diferentes picos a 11°, 15°, 17°, 21°, 23° e 26°, o que explica melhor o seu estado cristalino. Pelo contrário, a mistura de ERL100/ ERS100 mostrou uma natureza cristalina metaestável no difractograma da **figura 3.6 b.** Do mesmo modo, o retrato de raios X em pó das nanofibras carregadas com tolnaftato mostrou um ligeiro pico largo, que deve ter sido devido à dispersão molecular entre polímeros metaestáveis e tolnaftato cristalino.

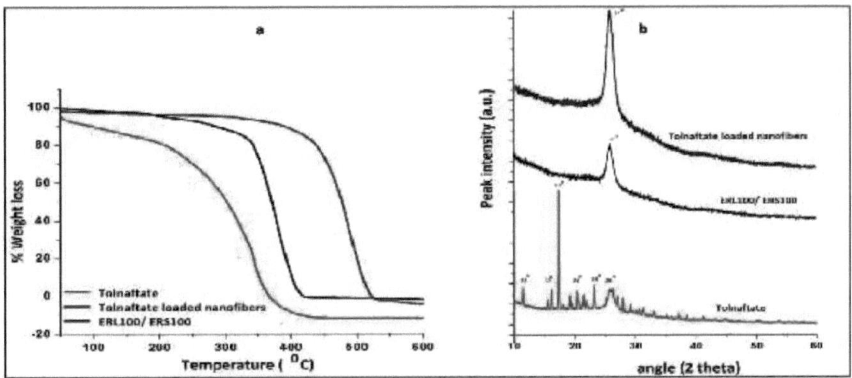

Figura 3.6 Retrato TGA revelando o comportamento térmico dos polímeros ERL100/ERS100, tolnaftato e nanofibras carregadas com tolnaftato **(a).**

Retrato PXRD comparativo de ERL100/ERS100, tolnaftato e nanofibras carregadas com tolnaftato **(b).**

3.7. Índice de inchamento e libertação de fármaco in vitro

As nanofibras D3 apresentaram o índice de inchamento mais elevado **(figura 3.7 a),** o que deve ser atribuído à presença de uma concentração mais elevada de ERL100. A nossa investigação anterior indicou que o polímero ERL100 contém uma quantidade elevada de composto de amónio quaternário, o que conduz a uma maior permeabilidade **(Pandey *et al.* 2012)** através da rede de nanofibras em meios selecionados. Os poros estreitos interligados nas nanofibras D3 devem ter provocado uma maior absorção do meio e, em última análise, conduzido a um excelente inchaço. Embora o grau de inchaço tenha diminuído após 8 h, a razão para este facto pode ser a degradação da integridade das nanofibras poliméricas no fluido corporal simulado. A presença de PEG 400 facilitou a hidratação rápida das nanofibras e acelerou a absorção do meio de dissolução, que deve ter formado canais húmidos a partir do ambiente circundante.

Observou-se uma libertação inicial explosiva, que pode ter sido devida à presença de uma certa quantidade de fármaco na superfície das fibras, o que é desejável para invadir e erradicar os dermatófitos na fase preliminar. Seguiu-se uma libertação lenta e controlada do fármaco que durou até 8 horas, o que favoreceu uma ação antifúngica constante no andaime nanofibroso. Uma libertação prolongada do fármaco de 71,52% das nanofibras D3 deveu-se a uma concentração mais elevada de ERL100, ao passo que as nanofibras DI restringiram o livre acesso do meio de dissolução à rede de nanofibras e libertaram apenas 43,56% durante um período de 8 h **(figura 3.7 b)**. No entanto, as nanofibras D2 apresentaram uma libertação personalizada do fármaco de 47,01%, atribuída à presença de uma proporção igual dos dois polímeros. O comportamento de libertação foi também apoiado pelos estudos de inchaço, onde se verificou que o grau de inchaço aumentou após 2 h, indicando que o mecanismo de libertação é predominantemente regido pelo processo de difusão. As nanofibras D3 foram objeto de estudos adicionais contra a inibição de dermatófitos.

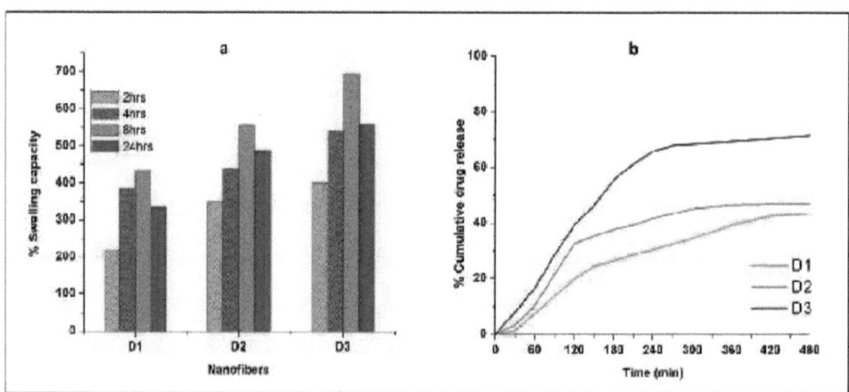

Figura 3.7. Índice de inchaço comparativo das nanofibras fabricadas DI, D2 e D3 durante 24 h **(a)**. Perfil de libertação do fármaco in vitro das nanofibras carregadas com o fármaco em tampão fosfato simulado, pH 6,8, durante 8 h (b).

3.8. Estudo antifúngico in vitro

A atividade antifúngica in vitro através do ensaio de microdiluição mostrou a atividade antifúngica preeminente das nanofibras D3 contra *T. rubrum* (95,981%). No entanto, os restantes dermatófitos foram menos susceptíveis às nanofibras D3, e a % de inibição do crescimento foi registada como *M. canis* (78,3%), *M. fulvum* (85,789%) e *M. gypseum* (81,826%), respetivamente, após 96 h **(figura 3.8).**

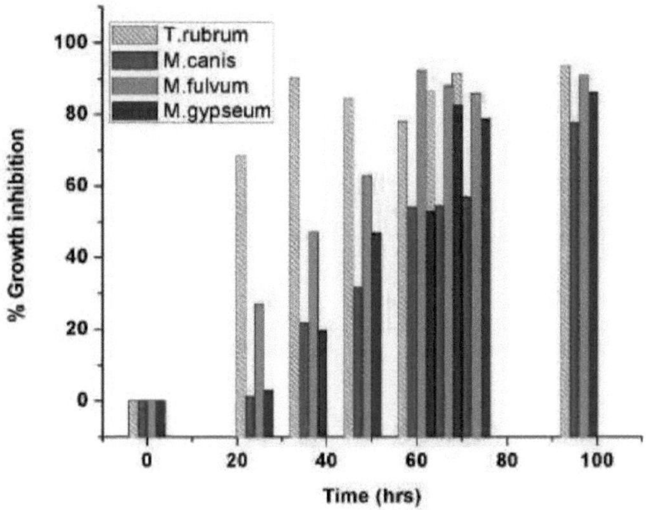

Figura 3.8. Estudo antifúngico *in vitro* das nanofibras D3 contra *T. rubrum, M. canis, M. fulvum* e *M. gypseum* durante 96 h.

3.9. Estudo in vivo

Após a inoculação com o dermatófito *T. rubrum,* foram observados os primeiros sintomas, uma pequena vermelhidão escamosa e eritema na superfície dorsal dos ratinhos, que aumentaram continuamente durante o período de estudo **(figura 3.9 a e c).** O tratamento foi iniciado com uma aplicação tópica do medicamento tolnaftato e nanofibras D3 carregadas com tolnaftato fabricadas durante sete dias. Observou-se que os ratos tratados com o tolnaftato puro apresentavam sintomas de dermatofitose na superfície dorsal, onde foi visualizada a suprema eficiência in vivo das nanofibras de D3. Isto pode dever-se à difusão contínua do fármaco tolnaftato a partir das nanofibras a uma taxa controlada, que criou funcionalmente um depósito no local infetado sem efeitos adversos. O crescimento de pêlos sem qualquer superfície dorsal escamosa ou irregular pode ser observado após sete dias de tratamento **(figura 3.9 d).**

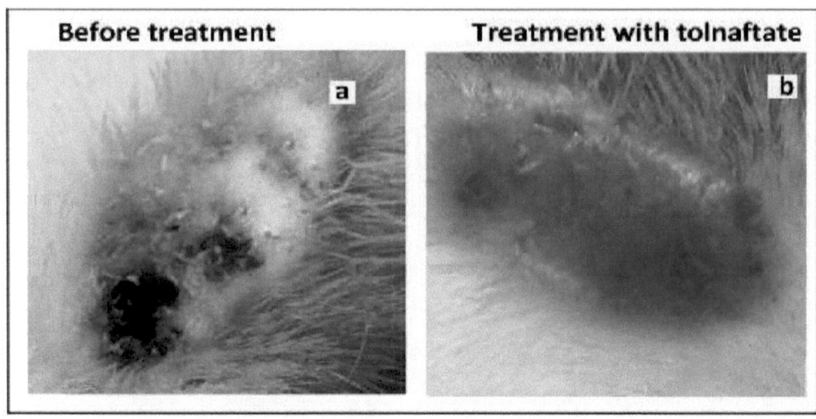

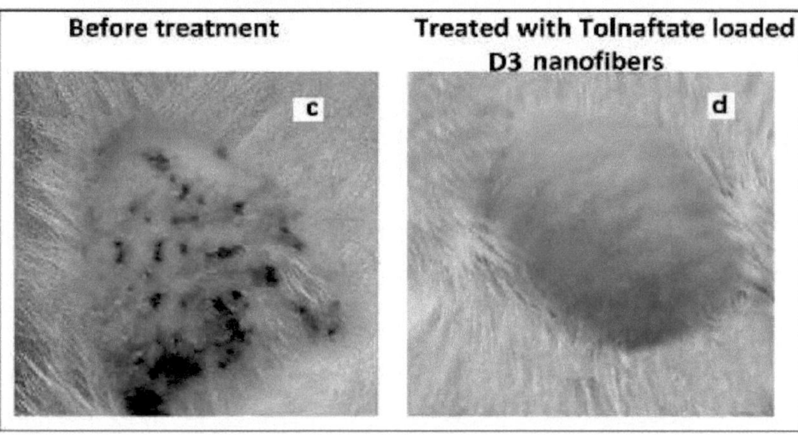

Figura 3.9. Estudo in vivo em ratinhos albinos suíços infectados pelo dermatófito *T. rubrum* **(a,c);** tratamento com o medicamento tolnaftato e nanofibras carregadas com tolnaftato **(b,d)**, respetivamente.

CAPÍTULO 4

CONCLUSÃO

Na presente investigação, nanofibras poliméricas de poliacrilato carregadas com tolnaftato foram obtidas com sucesso por electrospun. Foi examinado o efeito da concentração polimérica na morfologia da superfície, no diâmetro da fibra, na hidrofilicidade, no índice de inchamento e na libertação do fármaco. Todas as nanofibras fabricadas eram nanoescalonadas com um aspeto regular, sem defeitos e sem contas. A morfologia da superfície das nanofibras fabricadas apresenta uma perspetiva interessante em termos de adaptação do aspeto multifuncional da cicatrização de feridas e de materiais de penso para infecções fúngicas tópicas. As nanofibras D3 fabricadas a partir da mistura de ERL100/ERS100 (3:1) apresentam um excelente grau de comportamento de inchaço que encoraja a conceção de estruturas antifúngicas bioactivas com uma excelente capacidade de absorver exsudados libertados durante a infeção dermatofítica. Os estudos de libertação de fármaco in vitro anteciparam a libertação controlada de fármaco das nanofibras D3 até 8 h. Os resultados do ensaio de diluição em caldo permitem-nos concluir uma inibição significativa do crescimento das nanofibras D3 contra *T. rubrum* e uma fraca atividade contra o dermatófito *M. canis*. Foi evidente uma atitude de resistência do *M. canis* às nanofibras carregadas com tolnaftato. Foi realizado um estudo em animais com ratinhos albinos suíços infectados com *T. rubrum*, tendo sido alcançado um sinal de cura completa após o tratamento dos ratinhos com andaimes nanofibrosos aplicados sucessivamente durante sete dias, que actuaram como um depósito e libertaram tolnaftato de forma controlada. Os resultados também confirmaram um novo campo de ação das misturas de polímeros Eudragit (ERL100/ERS100) para o fabrico de pensos para feridas (ligaduras/andaimes) e biomedicina em virtude da sua composição química exclusiva. Estas nanofibras podem contribuir para a biocompatibilidade, absorver exsudados, manter o equilíbrio da humidade e proporcionar um efeito localizado em virtude do depósito do fármaco no local alvo, evitando assim a recorrência da dermatofitose. Além disso, o fabrico de materiais de penso/bandagens antidermatofíticos de nanoengenharia incorporados com um composto desenvolvido a partir de uma amálgama de agentes terapêuticos antifúngicos e alótropos de carbono bioativo inspirará novas experiências laboratoriais e aplicações comerciais.

BIBLIOGRAFIA

Agarwal S. Wendorff J H. & Greiner A. (2008). *Utilização da técnica de electrospinning para aplicações biomédicas. Polímero,* 49: 5603-5621

Ajello L. Getz & M. E. (1954). *Recuperação de dermatófitos de sapatos e de uma cabine de duche. Journal of Investment Dermatology,* 22 (1): 17-22.

Ameri A. Rajive B. Vaidya J G. Apte K. Deokule S S. (2013) *Actividades anti-estafilocócicas e de cicatrização de feridas da formulação de Ganoderma praelongum e Glycyrrhiza glabra em ratos. Int. J. Appl. Res. Nat. Prod.,* 6(1), 27-31.

Auda S H. Ahmed M M. & El-Rasoul S. A. (2010). *Formulação e caraterização físico-química de filmes de polímero contendo piroxicam. Bull. Pharm. Sci.* 33: 33-42.

Camposeo A. Greenfeld I. Tantussi F. Moffa M. Fuso F. Allegrini M. Zussman E. & Pisignano D. (2013). *As propriedades mecânicas locais das fibras eletrofiadas se correlacionam com sua nanoestrutura interna. Nano Lett.,* 13(11): 5056-5062.

Chen B K. & Friedlander S F. (2001). *Tinea capitis update: Um conflito contínuo com um velho adversário. Current Opinion in Pediatrics,* 13(4): 331-335.

Chew S Y. Wen J. Yim E K F. & Leong K W. (2005). *Libertação sustentada de proteínas de fibras biodegradáveis electrospun. Biomacromolecules,* 6(4): 2017-24.

Chmel L. (1980). Zoophilic dermatophytes and infections in man. Micologia Médica, 8:61-66.

Choi J. Lee K M. Wycisk R. Pintauro P N. Mather P T. (2010)

*Membranas compósitas de nanofibras com polímeros de ácido perfluorosulfónico de baixo peso equivalente. **J. Mater. Chem.,** 20,* 6282-6290.

Dalton P D. Klee D. & Moller M. (2005). *Electrospinning com anéis de recolha dupla. Polymer,* 46(3): 611-624.

Deepika T. & Lakshmipathy K K. (2010). *Revisão sobre dermatomicose: patogénese e tratamento, Natural Science,!'.* 726-731.

Deitzel J M. Kleinmeyer J D. Hirvonen J K. & Beck T N C. (2001). *Deposição* *controlada de fibras de poli(óxido de etileno) electrospun. Polymer,* 42(19): 8163-70.

Deitzel J M. Kleinmeyer J. Harris D. & Beck Tan N C. (2001). *O efeito das variáveis de processamento na morfologia de nanofibras e têxteis electrospun. Polymer,* 42: 261-272.

Descamps F. Brouta F. & Monod M. et al. (2002). *Isolamento de uma família de genes de Microsporum canis que codifica três proteases do tipo subtilisina expressas in vivo. Journal of Investiment Dermatology,* 119: 830-835.

Dhivya S. Padma V V. & Santhini E. (2015). *Curativos para feridas - uma revisão, Biomedicina,* 5 (4): 22.

Duek L. Kaufman G. Ulman Y. & Berdicevsky I. (2004). *A patogénese das infecções por dermatófitos em secções de pele humana. Journal of Infection,* 48: 175-180.

Fertala A. Han W B. & Ko F K. (2001) *Mapping critical sites in collagen II for rational design of gene-engineered proteins for cellsupporting materials. Journal of Biomedical Materials Research* 57:48-58.

Fridrikh S V. Yu J H. Brenner M P. & Rutledge G C. (2003). *Controlar o diâmetro da fibra durante a electrofiação. Physical Review Letters,* 90(14): 144-502.

Ganan-Calvo J D AM. & Barrero A. (1997). *Corrente e tamanho da gota na electro-pulverização de leis de escala líquida. Journal of Aerosol Science,* 28(2): 249-275.

Garg K. Bowlin G L. (2011) *Electrospinning jets and nanofibrous structures. Biomicrofluidics,* 5(1):013403

Gendron R. Grenier D. & Robert L F M. (2000). *A cavidade oral como reservatório de bactérias patogénicas para infecções focais. Micróbios e Infeção.* 2(8) 123-126.

Girhepunje K P R. & Thirumoorthy N. (2010). *Ethosomes: novos transportadores vesiculares para uma melhor administração dérmica de circlopiroxolamina, Der Pharm Lettre,* 2(1): 360-367.

Gupta K C. Adnan H. Choi Y. & Kang I. (2014). Scaffolds nanofibrosos em aplicações biomédicas. Biomaterial Res., 18(2): 27-38.

Haznedar S. & Dortunc B. (2004). Preparação e avaliação in vitro de microesferas de eudragit contendo acetazolamida. *Int. J. Pharm.,* 269: 131- 140.

Hellgren L. & Vincent J. (1981). *Atividade lipolítica de alguns dermatófitos. II. Isolamento e caraterização da lipase de Epidermophyton floccosum. Journal of Medical Microbiology,* 14: 347350.

Hohman M M. Shin M. Rutledge G. & Brenner M P. (2001). *Electro spinning e jactos forçados eletricamente. I. Teoria da estabilidade. Física dos Fluidos,* 13(8): 2201-20.

Huang F L. Wang Q Q. Wei Q F. Gao W D. Shou H Y. Jiang S D. (2010) *Molhabilidade dinâmica e ângulos de contacto de membranas de nanofibras de poli (fluoreto de vinilideno) enxertadas com ácido acrílico. eXPRESS. Polym. Lett.,* 4 (9), 551-558.

Huang Z M. He C L. Yang A. Zhang Y. Han X J. Yin J. & Wu Q. (2006). *Encapsulamento de fármacos em fibras ultrafinas biodegradáveis através de electrofiação coaxial. Journal of Biomedical Materials Research,* 77: 169-179.

Karthikeyana K. Guhathakarta S. Rajaram R. & Korrapati P S. (2012). *Sistema de entrega de drogas duplo baseado em nanofibras de zeína / eudragit eletrofiadas para a entrega simultânea de aceclofenaco e pantoprazol. Int. J.Pharm.,* 438: 117-122.

Khil M S. Cha D I. Kim I. & Bhattarai N. (2003). *Membrana de poliuretano nanofibroso electrofiada como penso para feridas. J. Biomed. Mater. Res.,* 67: 675-679.

Kumar R. & Katare O P. (2005). *Lecithin organogels as a potential phospholipid structured for topical drug delivery. a review. AAPS Pham Sci. Tech.,* 6(Xy. 56-61.

Kuzetyte T. & Drevinskas T. (2011). *Estudo da libertação de tolnaftato de ácidos gordos contendo pomada e penetração na pele humana ex vivo. Ata Poloniae Pharm.,* 68(6): 965-973.

Lee J. S. Choi K H. Ghim H D. Kim S S. Chun DH.& Kim H Y. *et al.* (2004). *Papel do peso molecular do álcool polivinílico atáctico (PVA) na estrutura e propriedades* do nanofabricado de PVA preparado por electrofiação. *Journal of Applied Polymer Science*, 93(4): 1638-46.

Li D. & Xia Y. (2004). *Fabrico direto de nanofibras ocas compósitas e cerâmicas por electrofiação. Nano Letters,* 4(5): 933-8.

Lin J. et al., (2012). *Membranas nanofibrosas co-electrospun de colagénio e zeína para cicatrização de feridas, ACS Appl. Mater. Interfaces,* 4: 1050-1057.

Maretschek S. Greiner A. & Kissel T. (2008). *Não-tecidos de nanofibras biodegradáveis electrofiadas para libertação controlada de proteínas. Journal of Controlled Release,* 127, 180-187.

Monod M. Capoccia S. Lechenne B. (2002). *Proteases segregadas de fungos patogénicos. International J Med Microbiol,* 292: 405-419.

Nagapudi K. Brinkman W T. Leisen J E. Huang L. McMillan R A. & Apkarian R P (2002) *Photomediated solid-state cross-linking of an elastin-mimetic recombinant protein polymer. Macromolecules,* 35:17301737.

Nagesh H. Ezzat M. Ghanim M. & Hassanin A. (2014). *Avaliação da atividade antibacteriana e do comportamento de liberação de drogas de nanofibras à base de quitosana (estudo in vitro). Jornal Britânico de Farmácia e Biociências,* 2(3):1-5.

Padhan D K. Pattnaik S. (2014) *Atividade antifúngica in vivo do óleo essencial de Accmella em uma cepa dermatomicótica Trichophyton mentagrophytes (MTCC-7687). Der Pharmacia Sinica.* 5(1), 40-44.

Pakshir K. Bahaedinie L. Rezaei Z. Sodaifi M. Zomorodian K. (2009)

Atividade in vitro de seis medicamentos antifúngicos contra dermatófitos clinicamente importantes Jundishapur. J. Microbio, 2 (4), 158-163.

Pandey H. Sharma U K. Pandey A C. (2012) Nanoestruturas à base de eudragit: uma abordagem potencial para a administração ocular de medicamentos, Int. J. Res. Dev. Pharm. L. Sci., 1(2), 40-43.

Qian W. Yu D G. Liao Y Z. Wang X. (2014). *Nanofibras electrospun core-shell de* *libertação dupla de fármacos com dose ajustável na segunda fase. Int. J. Mol. Sci., 15:* 774-786.

Rebecca L. Dahlin B S. Kasper F. Kurds & Antonios G M. (2011) *Polymeric nanofibers in tissue engineering,Tissue engineering:* Parte B. 17: 349-364.

Reneker D H. Yarin, A L. (2008) *Electrospinning jets and polymer nanofibers. Polymer, 49,* 2387-2425.

Reneker D H. Yarin A L. Fong H. & Koombhongse S. (2000). *Instabilidade de flexão de jatos líquidos eletricamente carregados de soluções de polímeros em eletrofiação. Journal of Applied Physics,* 87(9): 4531-47.

Rho K S. Jeong L. Lee G. Seo B M. Park Y J. Hong S D. Roh S. Cho J J. Park W H. & Min B M. (2006). *Electrospinning de nanofibras de colagénio: efeitos no comportamento de queratinócitos humanos normais e na fase inicial da cicatrização de feridas. Biomaterials,* 27(8): 1452-1461.

Sabouraud R. & Emmons C W. (1934). *Dermatophytes: agrupamentos naturais baseados na forma dos esporos e órgãos acessórios. Arch. Dermatology Syphilol,* 30:337-362.

Siddiqui A R. Maurya R. Balani K. (2017) *Revestimento super-hidrofóbico de nanofibras de carbono autoflutuantes para uma separação eficiente de óleo/água dirigida pela gravidade.* **J. Mater. Chem. A., 5:** 2936-2946.

Sill T J. & Von R H A. (2008). *Electrospinning: aplicações na administração de medicamentos e engenharia de tecidos. Biomaterials,* 29(13): 1989-2006.

Smith L A. & Ma P X. (2004*). Nano-fibrous scaffolds for tissue engineering. colloids and surfaces B: Biointerfaces,* 39: 125-131.

Sun X. et al. (2008). *Nano-graphene oxide for cellular imaging and drug delivery Nano Res.,* 1: 203-212.

Theodore C W. Brian G O. Yvonne G. & Matthew R H. (2008).

Geração e teste de hipóteses moleculares nos dermatófitos. Eukaryotic Cell, 7(8):

1238-1245.

Theron S A. Yarin A L. Zussman E. & Kroll E. (2005). *Jactos múltiplos em electrofiação: experiência e modelação. Polymer, 46(9): 2889-99.*

Tiaan D J. Smith H C. Dicks L M T. (2013) *Avaliação de um andaime de nanofibras com eluição de nisina para tratar infecções cutâneas induzidas por Staphylococcus aureus em ratos. Antimicrob. Agents Chemother, 57, 3928-3935.*

Weinstein M J. & Oden E M. (1964). *Propriedades antifúngicas do tolnaftato in vitro e in vivo. Antimicrobial Agent Chemotherapy, 10: 595-601.*

Xiao S. Shen M. Ma H. Guo R. Zhu M. & Wang S. (2010). *Fabrico de tapetes nanofibrosos à base de ácido poliacrílico electrospun estáveis em água para remoção de iões de cobre (ii) em solução aquosa. J. Appl. Polym. Sei., 116(4): 2409-2417.*

Yamaguchi H. Uchida K. Tanaka T. & Yamaguchi T. (2001). *Eficácia terapêutica de uma preparação tópica de tolnaftato em modelo de cobaia de tinea pedis. Jap. Journal of Antibiotics, 54 (6): 323-330.*

Yang F. Murugan R. Ramakrishna S. Wang X. Ma Y X. & Wang S. (2004) *Fabrication of nano-structured porous PLLA scaffold intended for nerve tissue engineering.Biomaterials,* 25(10):1891-1900

Yoshimoto H. Shin Y M. Terai H. Vacanti JP. (2003) A biodegradable nanofiber scaffold by electro spinning and its potential for bone tissue engineering. Biomaterials 24(12):2077-2082.

Zahedi P. Rezaeian I. Ranaei-Siadat S O. Jafari S H. & Supaphol P. (2010). *Uma revisão sobre pensos para feridas com ênfase em ligaduras poliméricas nanofibrosas electrospun. Polímeros para Tecnologias Avançadas, 21: 77-95.*

Zargham S. Bazgir S.Tavakoli A. Rashidi A S. Damerchely R. (2012) *O Efeito da Taxa de Fluxo na Morfologia e na Área de Deposição de Nylon 6Nanofibra Electrospun. J. Eng. Fiber. Fabr.JM). 42-49.*

Zhou Y. Yang D. Chen X. Xu Q. Lu F. & Nie J. (2008). *Membrana nanofibrosa de carboxietilquitosano/poli(álcool vinílico) electrospun solúvel em água como potencial* *penso para a regeneração da pele. Biomacromolecules,* 9: 349-354.

Zhou Y. Yang D. Chen X. Xu Q. Lu F. & Nie J. (2008). *Membrana nanofibrosa de carboxietilquitosano/poli(álcool vinílico) electrospun solúvel em água como potencial penso para a regeneração da pele. Biomacromolecules,* 9: 349-354.

Zhuang Liu. (2008). *PEGylated nanographene oxide for delivery of water-insoluble cancer drugs. J. Am. Chem. Soc.,* 130: 10876-10877.

Zong X. Kim K. Fang D. Ran S. Hsiao B S. & Chu B. (2002). *Estrutura e relação de processo de membranas de nanofibras bioabsorvíveis electrospun. Polymer,* 43(16): 4403-12.

Zuo W. Zhu, M. Yang, W. Yu H. Chen Y. & Zhang Y. (2005). *Estudo experimental sobre a relação entre a instabilidade do jato e a formação de fibras frisadas durante a electrospinning. Polymer Engineering & Science,* 45(5): 704-9.

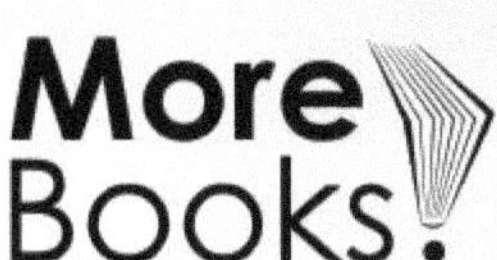

More
Books!

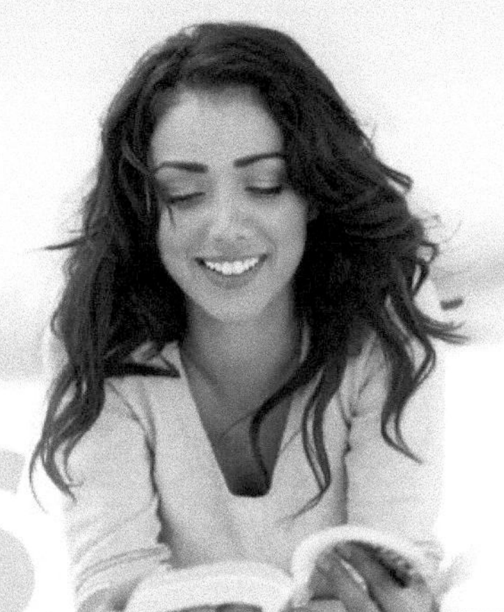

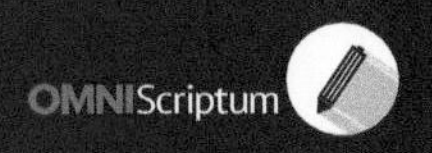

info@omniscriptum.com
www.omniscriptum.com
OMNIScriptum

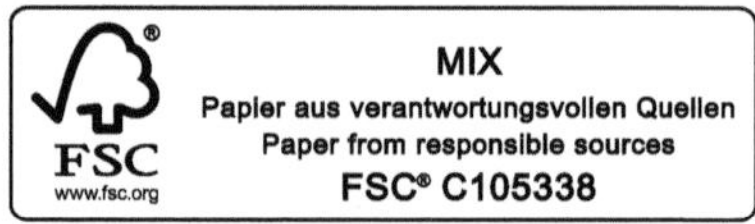